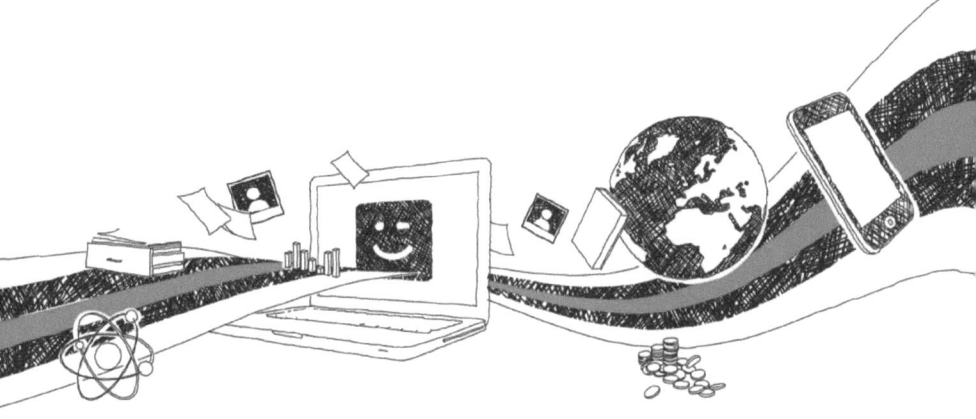
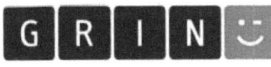

Kontrakturenprophylaxe in der Pflege. Ursachen und Risikofaktoren

Christian Honold

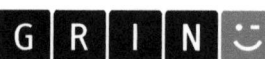

Bibliografische Information der Deutschen Nationalbibliothek:

Die Deutsche Nationalbibliothek verzeichnet diese Publikation in der Deutschen Nationalbibliografie; detaillierte bibliografische Daten sind im Internet über http://dnb.d-nb.de abrufbar.

ISBN: 9783346745248
Dieses Buch ist auch als E-Book erhältlich.

© GRIN Publishing GmbH
Nymphenburger Straße 86
80636 München

Druck und Bindung: Books on Demand GmbH, Norderstedt Germany
Gedruckt auf säurefreiem Papier aus verantwortungsvollen Quellen

Das Buch bei GRIN: https://www.grin.com/document/1254463

Hochschule Esslingen

Fakultät für Soziale Arbeit, Bildung und Pflege

Studiengang Pflegepädagogik

Schriftlicher Unterrichtsentwurf

Kontrakturenprophylaxe in der Pflege

Name: Christian Honold

Schwäbisch Gmünd, 22.02.2022

Inhaltsverzeichnis

1. Einleitung 1

2. Bedingungsanalyse 2

3. Sachanalyse 3

4. Analyse des Lehrgegenstandes unter didaktischen Gesichtspunkten 6

   4.1 Gegenwartsbedeutung 6

   4.2 Zukunftsbedeutung 7

   4.3 Exemplarität.. 7

   4.4 Inhaltliche Strukturierung 7

   4.5 Zugänglichkeit 8

5. Lernziele 9

6. Pädagogisch-didaktische Begründungen 10

Quellenverzeichnis 16

1. Einleitung

Kontrakturen und die damit einhergehenden pflegerischen Prophylaxemaßnahmen sind ein wichtiger Bestandteil in der Pflege von Menschen aller Altersstufen. Auszubildende sind schon von Beginn an mit Pflegebedürftigen Menschen beschäftigt, die eine Kontraktur haben oder durch Bewegungseinschränkungen einer Kontrakturgefahr ausgesetzt sind. Diese prophylaktischen Maßnahmen müssen daher schon früh in der Ausbildung erlernt werden und haben eine große pflegerische Relevanz bei der Grundversorgung von pflegebedürftigen Menschen. Außerdem ist es wichtig, die Gefahr mangelnder Bewegung auf den menschlichen Körper zu erkennen und entsprechende Maßnahmen von Bewegungsübungen durchführen zu können. Aus diesem Grund geht der Unterrichtseinheit das Thema „Bewegung und Mobilität" vor und wird als Wissen bereits vorausgesetzt, beziehungsweise bei aufkommenden Fragen während der Unterrichtseinheit ausschließlich aufgefrischt. Weitere Themen der Unterrichtseinheit sind in der Sachanalyse ausgearbeitet und dienen als Hintergrundwissen, sowie als Ergänzung zu späteren Unterrichtseinheiten, bei der das Thema Kontrakturen abgeschlossen wird.

Das übergreifende Ziel dieser Unterrichtseinheit ist das Kennenlernen verschiedener Risikofaktoren einer Kontraktur verbunden mit der Auseinandersetzung unterschiedlicher Ursachen, welche in Kleingruppen erarbeitet und präsentiert werden. Dies wird erreicht durch ein Fallbeispiel zum Einstieg in die Thematik, woraus die Risikofaktoren einer Kontrakturentstehung herausgearbeitet werden. Im weiteren Verlauf der 90- minütigen Unterrichtseinheit werden in Gruppenarbeit (4-5 Personen) verschiedene Ursachen von Kontrakturen mithilfe einer Recherche ausgearbeitet und den MitschülerInnen an der Dokumentenkamera präsentiert. Zum Abschluss der Stunde wird im Plenum Zeit zum Austausch über das Thema eingeräumt und offene Fragen beantwortet.

Diese Unterrichtsverlaufsplanung beginnt mit der Bedingungsanalyse, bei der die Schule, die Lehrperson und die Klasse genauer beschrieben werden. Anschließend folgt die Sachanalyse rund um die Thematik der Kontrakturen und deren Prophylaxe. Danach wird die Analyse des Lehrgegenstandes mithilfe der didaktischen Grundfragen nach Klafki bearbeitet. Anschließend werden die Lernziele anhand der Lernzieltaxonomie zusammengefasst. Es folgen die pädagogisch-didaktischen Begründungen zur Unterrichtseinheit. Zum Abschluss wird die Lerneinheit anhand der AVIVA Lernphasen in einer Tabelle zur Unterrichtsverlaufsplanung skizziert.

Im Anhang befinden sich die Unterrichtsmaterialien mit dem Erwartungshorizont der Schülerinnen und Schüler.

2. Bedingungsanalyse

Die Bedingungsanalyse beschreibt den Rahmen der Unterrichtseinheit. Zu diesem Rahmen gehören die allgemeinen Voraussetzungen und die besonderen Voraussetzungen. Bei den allgemeinen Voraussetzungen wird die Lerngruppe analysiert, während bei den besonderen Voraussetzungen die Unterrichtseinheit in einen Gesamtzusammenhang gebracht wird (Hoffmann, 2020. 6).

Die Schule befindet sich in Geislingen an der Steige und verfügt über ausreichend viele Parkplätze für Autos und Motorräder. Ein Bahnhof ist nur wenige Gehminuten von der Schule entfernt. Das Lernumfeld ist in einer ruhigen Umgebung, sodass keine äußeren Störfaktoren zum Lernen vorhanden sind. Das Einzugsgebiet der Auszubildenden befindet sich in naher Umgebung, da der Standort Göppingen ebenfalls eine Pflegeschule hat. Der Träger ist das Land Baden-Württemberg und die Schule richtet sich nach den staatlichen Vorgaben der generalistischen Pflegeausbildung. Vor 2020 wurden in dieser Schule ausschließlich Altenpflegekräfte und HelferInnen ausgebildet. Mittlerweile ist der zweite Ausbildungsgang der generalistischen Pflegeausbildung gestartet und die Altenpflegeausbildung befindet sich im letzten Prüfungsjahrgang und wird danach nicht mehr angeboten. Die Schule hat in diesem Jahr sein 125-jähriges Jubiläum gefeiert und in diesem Zusammenhang auch viele Angebote und Veranstaltungen mithilfe der Schülerinnen und Schüler vollbracht. Insgesamt sind 600 Lernende an der Schule in den Bereichen Gesundheit, Pflege, Ernährung, Hauswirtschaft und Soziales. Außerdem besteht die Möglichkeit einer Weiterbildung zur Stationsleitung in Teilzeit. 54 Lehrkräfte in Voll- und Teilzeit sind an der Schule beschäftigt. Die Klassenräume sind alle auf einem hohen technischen Stand und mit Dokumentenkamera (Elmo), Tablets und einem großen Smart Display mit Internetzugang ausgestattet.

Die Lehrperson hat 2015 eine Ausbildung zum Altenpfleger in Ellwangen erfolgreich abgeschlossen. Anschließend wurde über drei Jahren in Teilzeit eine Weiterbildung zum Praxisanleiter und zur Leitung einer Pflegeeinheit absolviert und 2020 abgeschlossen. Im selben Jahr wurde das Pflegepädagogikstudium in Esslingen begonnen und momentan befindet sich die Lehrkraft im 3. Semester. Durch die Arbeit in Pflegeheimen und dem ambulanten Dienst hat die Lehrkraft viele Erfahrungen zum Thema Kontrakturen und Kontrakturenprophylaxe gesammelt und es wurden schon häufig Pflegeempfänger mit Bewegungseinschränkungen gepflegt. Aus diesem Grund ist die Vermittlung der Wichtigkeit prophylaktischer Maßnahmen und das Auseinandersetzen mit dieser Thematik für die Lehrkraft sehr wichtig und soll im Unterricht auch als solche vermittelt werden. Erfahrungen im Lehrbereich wurden im Laufe des Praxissemesters durch Hospitationen und eigens gestalteten Unterrichtsstunden gemacht, welche im Nachgang auch ausführlich Selbst- und Fremdreflektiert wurden von der Praxislehrerin.

Die Klasse befindet sich im ersten Schulblock des ersten Ausbildungsdrittels und hat die Ausbildung vor vier Wochen begonnen. Dementsprechend lernen die Auszubildenden sich noch kennen und gruppendynamische Prozesse sind in der Entwicklung. Die Schülerinnen und Schüler sind sehr motiviert und brauchen eine gute Orientierung in die jeweiligen curricularen Einheiten und Kompetenzbereiche. Da der Block direkt mit der Schule gestartet ist, haben viele Lernende noch überhaupt keine Erfahrungen in der Praxis machen können. Die Klasse besteht aus 26 Auszubildenden, wovon 8 männlich und 18 weiblich sind. Ein Großteil der Klasse ist nicht in Deutschland geboren und lebt erst seit wenigen Jahren hier, weshalb zum Teil eine große Sprachbarriere vorhanden ist und die Lerngruppe als sehr heterogen angesehen werden kann. Aus diesem Grund ist es wichtig, dass das Lerntempo angepasst wird an die Geschwindigkeit der einzelnen Schülerinnen und Schüler und Ergebnisse immer schriftlich festgehalten werden, um das Gelernte zu festigen. Die Altersstruktur besteht vorwiegend aus 17-23 -jährigen. Die älteste Schülerin ist 55 Jahre alt. Aus den vorangegangen Lerneinheiten zum Thema Mobilität und Bewegung wird vorausgesetzt, dass die Wichtigkeit von Bewegung bekannt ist und die Lernenden sensibilisiert sind für die Thematik. Praktische Erfahrungen sind nur bei neun Lernenden vorhanden, da sie schon länger im Pflegeheim als HelferInnen oder im freiwilligen Jahr gearbeitet haben. Die restlichen Auszubildenden kommen direkt aus der Schule und sind ohne berufliche Erfahrungen in die Ausbildung gestartet. Die Schülerinnen und Schüler arbeiten mit den Lehrbüchern von „I care Pflege, 2. Auflage".

Der Themenschwerpunkt der Kontrakturenprophylaxe liegt in der curricularen Einheit 2A im Rahmenlehrplan und erfolgt im ersten Ausbildungsdrittel.

Im folgenden Abschnitt erfolgt die Sachanalyse, wobei alle wichtigen Informationen zum Thema herausgearbeitet werden.

3. Sachanalyse

Für den Begriff der Kontraktur gibt es verschiedene Definitionen und Bezeichnungen, wobei ich mich für die Definition von Kamphausen entschieden habe. Dort wird eine Kontraktur als „Funktions- und Bewegungseinschränkung von Gelenken" bezeichnet. Das Wort Kontraktur stammt von dem lateinischen Wort „contrahere" ab und bedeutet auf Deutsch „sich zusammenziehen" (2009, 89).

Die Risikofaktoren einer Kontraktur sind bereits bei einem reduzierten Mobilitätsradius vorhanden und es besteht eine erhöhte Kontrakturgefahr. Dies führt zu

Muskelabbauprozessen, welche für eine Kontraktur förderlich sind und daher als Risikofaktor gelten. Weitere Risikofaktoren sind demenzielle Abbauprozesse und Menschen nach einem Schlaganfall und dysreguliertem Muskeltonus. Langes liegen oder sitzen in einer Position bei gleichzeitiger Missachtung der Funktionsstellung eines Gelenks führt zu einer Kontraktur, wobei sich nach wenigen Tagen elastisches Bindegewebe um die Gelenkkapsel bildet. Häufig entstehen Kontrakturen im Schulter- und Kniegelenk, wobei der Bewegungsradius dadurch stark eingeschränkt und mit Schmerzen verbunden ist. Weitere Risikofaktoren sind Medikamente, Wunden, Schmerzen, Schonhaltungen und Narben (Thieme, 2020, 423).

Ursachen einer Kontraktur sind oftmals Menschen auf einer Intensivstation, welche durch das viele Liegen Kontrakturen im Schulter- und Ellbogenbereich bekommen. Außerdem tragen freiheitsentziehende Maßnahmen zu Kontrakturen bei, da die Bewegung nur eingeschränkt möglich ist. Eine weitere Ursache ist eine fehlende oder falsche Positionierung, wobei das Gelenk bei der Lagerung ruhiggestellt wird, ohne dass der Muskeltonus gesenkt wird. Hierbei muss darauf geachtet werden das Hohlräume so unterpolstert werden, dass sich der Muskeltonus flächig abgeben kann. Dies wird durch eine gute Unterstützungsfläche durch Kissen unter Hohlräumen wie dem unteren Rücken, der Kniekehle oder dem Fußgelenk erreicht (Thieme, 2020, 423).

Die infantile Zerebralparese ist eine bleibende Störung des Haltungs- und Bewegungsapparates aufgrund einer nicht fortschreitenden Schädigung des Gehirns. Dies kann mit weiteren Behinderungen wie Intelligenzminderung und Verhaltensauffälligkeiten einhergehen. Ursächlich dafür können vielfältig sein und liegen oft am Konsum von Alkohol, Zigaretten und Medikamenten in der Schwangerschaft sowie Sauerstoffmängelzustände des ungeborenen Babys. Außerdem kann eine Frühgeburt und Infektionen zu einer infantilen Zerebralparese führen. Hieraus kann es zu Lähmungen unterschiedlicher Qualität und Ausprägung kommen, bei der auch Mischformen möglich sind. Die Funktionsstörungen können eine Körperhälfte (Hemiparese), nur die Beine (Diparese) oder den ganzen Körper betreffen (Tetraparese). Die Auswirkungen sind Muskelverkürzungen und Gelenkfehlstellungen, wobei das Sitzen, Stehen und Laufen erst verspätet oder nicht erlernt werden. Eine frühe Krankengymnastik ist häufig dauerhaft zur Behandlung erforderlich, um Kontrakturen zu verhindern und das Erlernen oder Verbessern des Gehens zu fördern. Ergotherapeutische Übungen zur Verbesserung der Koordinations-, Funktions- und Selbsthilfefähigkeit ist hilfreich. Verschiedene Hilfsmittel von Nachthalterungsschienen über Orthesen und geeignete Rollstühle unterstützen Menschen mit einer infantilen Zerebralparese. Medikamentöse Behandlungen sind zur Minderung der spastischen Lähmung durch Injektionen von Botolinumtoxin in die Muskulatur möglich. Operative

Behandlungsmöglichkeiten sind in Form einer Verlängerungsoperation an der verkürzten Muskulatur (Klinikum Stuttgart, o. J.).

Der Morbus Dupuytren ist eine krankhafte Bindegewebswucherung in der Handinnenfläche, die zuerst spürbar verhärtet und später auch sichtbar ist. Die Finger stehen dabei immer mehr nach oben und lassen sich im weiteren Verlauf nicht mehr ausstrecken und sie verharren in ihrer Beugestellung. Die Finger verlieren die Fähigkeit, sich auszustrecken und bleiben in einer dauerhaften Krallenstellung. Das Bindegewebe wird rund um die Sehnen der Hohlhand knotig und sind strangförmig spür- und sichtbar. Das Halten einer Kaffeetasse kann durch die Beeinträchtigung der Hand nicht mehr sein. Besonders häufig betroffen ist der Ring- und Kleinfinger und in seinem Verlauf meistens schmerzlos. Die Ursachen dieses Krankheitsbilds sind trotz langer Bekanntheit bis heute ungeklärt. Besonders häufiges Auftreten der Erkrankung ist bei Männern nach dem 50. Lebensjahr und nordischem Ursprungs. Eine Häufung der Erkrankung ist besonders häufig in der Familie, weshalb man von einer Vererbung ausgeht. Die Diagnostik beim Morbus Dupuytren ist einfach durch ertasten der Hand und den einzelnen Fingern möglich. Konservative Behandlungsmethoden gibt es keine, einen dauerhaften Erfolg kann nur durch eine OP erzielt werden (Orthinform, 2019).

Die Volkmann-Kontraktur verursacht Nervenschädigungen, die oftmals durch einengende Gipse entstehen können. Die Erkrankung charakterisiert sich durch eine Beugefehlstellung am Arm, welche aufgrund einer Mangelversorgung mit Blut entsteht, wobei das entsprechende Muskelgewebe abstirbt und sich eine Volkmann-Kontraktur entwickeln kann. Zur Entstehung zählen zu enge und ungespaltene Gipsverbände, die zu spät versorgt werden. Die Volkmann-Kontraktur ist mit einer Reihe von Symptomen verbunden, wobei sich zu Beginn in der Regel ein akut einsetzender Schmerz bemerkbar macht. Anschließend kommt es zu einer Bildung von druckempfindlichem, harten Gewebe. Es zeigen erste Anzeichen einer Minderdurchblutung. Zuletzt kommt es bei den betroffenen Personen zu Bewegungseinschränkungen, die sich verstärken können. Im weiteren Verlauf kommt es zur Atrophie der Muskulatur in der Hand und dem Unterarm. Es entstehen Beugekontrakturen in der Hand. Symptome sind starke Schmerzen und Lähmungserscheinungen durch die Mangeldurchblutung in den betroffenen Stellen. Aufgrund der verringerten Sauerstoffverfärbung kann sich die Haut blau färben. Die Volkmann-Kontraktur wirkt sich auch unbehandelt nicht auf die Lebenserwartung aus, schränkt die Lebensqualität jedoch erheblich ein. Einengende Gipse und Verbände müssen sofort entfernt werden. Um eine optimale Funktion der Muskeln wiederzuerlangen sind krankengymnastische Übungen hilfreich. Wenn lange keine Therapie erfolgt ist viel Muskelgewebe abgestorben und in der Folge dauerhaft verkürzt, wobei es zu bleibenden Bewegungseinschränkungen kommen kann (Medlexi, 2021).

Der Spitzfuß ist durch eine Veränderung der Fußstellung gekennzeichnet, wobei das Anziehen des Fußes an den Körper nicht mehr möglich ist. Die betroffenen Personen müssen durch die Einschränkung beim Heben und Senken des Fußes auf den Zehenspitzen gehen. Dies führt zu einer verstärkten Belastung des Vorfußes und einer Veränderung des Gangbildes mit Auswirkungen auf das Kniegelenk. Ursachen können angeboren sein oder bedingt durch Nervenerkrankungen mit Muskelschwäche. Die häufigste Ursache sind jedoch unfallbedingte Spitzfüße mit Bewegungseinschränkungen und Schädigungen der Sehnen und des Gelenkes. Konservative Therapiemaßnahmen sind Dehnübungen oder auch Injektionen mittels einer Eigenbluttherapie. Operative Eingriffe sind Sehnenverlängerungen im hinteren Sprunggelenksbereich. In der Pflege wird der Spitzfuß verstärkt durch anhaltenden Druck der Bettdecke auf die Fußspitze und die Ferse (Dr. Schneider, 2021).

4. Analyse des Lehrgegenstandes unter didaktischen Gesichtspunkten

Laut Klafki (1958 in Hoffmann 2020, 17) ist die didaktische Analyse der Kern der Unterrichtsvorbereitung. Dabei werden thematische Schwerpunkte der Unterrichtseinheit herausgearbeitet, indem der Inhalt eingegrenzt wird und anhand Klafkis Perspektivenschema eine Analyse stattfindet. Dieses Schema beinhaltet fünf Leitfragen, welche die Frage nach der exemplarischen Bedeutung des Themas, nach der Gegenwarts- und Zukunftsbedeutung, nach der inhaltlichen Struktur und nach der Zugänglichkeit für die Lernenden nachgehen (Hoffmann 2020, 13). Die didaktische Reduktion sorgt für eine Minderung der Inhalte aus der Sachanalyse sowohl qualitativ als auch quantitativ womit das Thema der Unterrichtsstunde herausgearbeitet wird (Hoffmann 2020, 15). Die Komplexität wird qualitativ so eingeschränkt, dass es dem Lernniveau und dem Ausbildungsstand der Lernenden entspricht.

4.1 Gegenwartsbedeutung

Die Frage nach der Gegenwartsbedeutung sucht einen „Lebenswertbezug im Vorwissen der Lernenden" (Hoffmann 2020, 16). Die Gegenwartsbedeutung soll demnach klären, was die Lernenden bereits wissen und was sie zwingend verstehen müssen, um genau dies in der Unterrichtseinheit zu behandeln (Hoffmann 2020, 16).

Das Vorwissen zu Kontrakturen ist bei den Lernenden eher als gering einzustufen, da sie ihre Ausbildung erst begonnen haben und dementsprechend wenig Erfahrung in der Pflege haben. Über die Mobilität und die Bedeutung der Bewegung wird daher eher ein Lebenswertbezug aufgebaut, da dies unabhängig von pflegerischen Tätigkeiten eine wichtige Rolle eines jeden Menschen spielt. Den Zusammenhang zur Kontrakturenprophylaxe kann daher über diesen Weg und dem Vorwissen der Lernenden hergestellt werden. Sie müssen zwingend verstehen, dass Bewegung eine große Wichtigkeit für Menschen hat und wie wichtig sie für unsere Beweglichkeit ist. Gleichzeitig müssen die Lernenden die Gefahr der mangelnden Bewegung verstehen, um in der Praxis für dieses Thema genug sensibilisiert zu sein.

4.2 Zukunftsbedeutung

Die Zukunftsbedeutung des Themas wird durch die Nachhaltigkeit des thematischen Schwerpunkts geklärt. Hierbei soll bewertet werden, ob das Thema auch in Zukunft noch von Wert für die Auszubildenden ist (Hoffmann 2020, 17).

Um die Zukunftsbedeutung der Kontrakturen für die Pflegenden aufzuzeigen, werden Beispiele und Statistiken zu Kontrakturen vermittelt. Der thematische Schwerpunkt liegt bei der Vermittlung verschiedener Gefahren und Ursachen, die zu einer Kontraktur führen können und anhand von Bildern wird den Lernenden aufgezeigt, wie schlimm und teilweise unbehandelbar Kontrakturen sein können. Kontrakturen werden im weiteren Verlauf in jedem Setting und in verschiedenen Formen auf die Pflegenden zukommen und die Bewegungsförderung im pflegerischen Alltag spielt während des ganzen Arbeitstages einer professionellen Pflegekraft eine wichtige Rolle.

4.3 Exemplarität

Bei der Exemplarität soll geklärt werden, „welchen allgemeinen Sinn- und Sachzusammenhang das Thema vertritt und erschließt" (Hoffmann 2020, 15).

Exemplarisch für die Unterrichtseinheit ist die Bedeutung der Bewegung in Verbindung mit verschiedensten Möglichkeiten diese zu fördern. Erst wenn die Lernenden verstehen, wie wichtig diese für die PflegeempfängerInnen ist, werden sie gezielte Übungen in den Alltag integrieren, um Kontrakturen vorzubeugen. Wenn dieser Sachzusammenhang erschlossen wird in der Unterrichtseinheit, ist das übergreifende Ziel für die Lehrperson erreicht. Dies wird mit Bildern und Beispielen aus der Pflegepraxis und dem Alltag versucht zu erreichen und steht für die Exemplarität dieser Unterrichtseinheit.

4.4 Inhaltliche Strukturierung

Bei der inhaltlichen Strukturierung wird der Schwerpunkt der Arbeit verdeutlicht. Die Unterrichtseinheit zeigt hier eine „innere Logik" auf und wird „gedanklich nachvollziehbar" erläutert (Hoffmann 2020, 19).

Die Auszubildenden stehen am Beginn ihrer dreijährigen Pflegeausbildung zum Pflegefachmann/frau. Aus diesem Grund wird zu Beginn der Unterrichtseinheit im Plenum über

Erfahrungen geredet und der Lehrende stellt immer wieder die Bedeutsamkeit von Bewegung in den Mittelpunkt. Danach wird mithilfe eines Fallbeispiels verschiedene Ursachen und die Definition von Kontrakturen erarbeitet. In Kleingruppen bekommen die Lernenden unterschiedliche Ursachen und Formen von Kontrakturen zur Erarbeitung. Diese stellen sie dann den anderen MitschülerInnen vor und ein Handout für jeden wird ausgeteilt und gemeinsam besprochen. Offene Fragen werden geklärt und im Plenum besprochen. Im Anschluss erfolgt die Einführung eines Assessmentinstruments, mit dem man die Mobilität von Pflegeempfängern feststellen und beurteilen kann. Dies dürfen die Lernenden in Einzelarbeit mithilfe eines erweiterten Fallbeispiels vom Beginn der Stunde ausfüllen. Die Ergebnisse der Einschätzung werden im Plenum gemeinsam besprochen und die Bedeutung einer guten Beobachtung und individuellen Einschätzung werden erörtert. Zum Abschluss der Unterrichtseinheit wird ein Video zu passiven und aktiven Bewegungsübungen gezeigt, welche auf die praktische Stunde im nächsten Unterricht einstimmen soll.

4.5 Zugänglichkeit

Mit der Zugänglichkeit wird ein bestmöglicher Zugang versucht zu erreichen, um die Lernenden ein Verstehen des Inhaltes so einfach wie möglich zu machen (Hoffmann 2020, 14).

Die Zugänglichkeit wird durch die Praxiserfahrung des Lehrenden zum Thema Kontrakturen und Bewegungsübungen versucht zu erreichen. Die Sensibilisierung der Lernenden steht damit im Mittelpunkt und es werden Möglichkeiten im oft stressigen Alltag aufgezeigt, bei dem Übungen in die Pflege integriert werden können. Durch diesen hohen praktischen Zugang wird versucht die Bedeutung von Bewegung so einfach und interessant wie möglich zu gestalten.

Es folgen die Lernziele der Unterrichtseinheit anhand der Lernzieltaxonomie.

5. Lernziele

Am Ende einer Lerneinheit geben Lernziele an, was die SchülerInnen an Wissen erworben haben und auch anwenden können. Da Lernziele immer ein beobachtbares Verhalten beschreiben, wird als Schlüsselwort immer ein Verb verwendet. Hierzu sind nur sachliche und klar definierte Verben für die Lernzieldimensionen zu benutzen (Hoffmann 2020, 31). Die Gliederung dieser Lernziele wird in diesem Unterrichtsentwurf nach der Lernzieltaxonomie (nach Bloom) gegliedert. Hierbei sind die Lernziele in drei große Bereiche zugeordnet. Die kognitiven Lehrziele beschreiben das Wissen über Fakten, Konzepte, Regeln, Prozeduren oder Prinzipien. Affektive Lehrziele beziehen sich auf Interessen, Einstellungen und Werte sowie die Fähigkeit, sich Werturteile bilden zu können und das eigene Verhalten danach auszurichten. Bei den psychomotorischen Lehrzielen werden Verhaltensweisen zu komplexen Abläufen beschrieben (Döring, 2010. 3).

Kognitive Lehrziele

Die Auszubildenden können:

1. Die Definition einer Kontraktur und Prophylaxe benennen.
2. Risikofaktoren zur Entstehung einer Kontraktur aufzählen.
3. Den Unterschied einer Beuge- und Streckkontraktur sehen.
4. Verschiedene Ursachen von Kontrakturen erklären.
5. Die Häufigkeit von Kontrakturen einschätzen.
6. Ein Kontrakturrisiko mithilfe des EboMo-Assessmentinstruments einschätzen und erkennen.
7. Passive und aktive Bewegungsübungen unterscheiden.

Affektive Lehrziele

8. Die Gefahr mangelnder Bewegung verstehen.
9. Ihre Erfahrungen zum Thema mit der Klasse teilen.
10. Ihre Sozialkompetenz im Arbeiten in der Gruppe verbessern.
11. Sicherheit gewinnen beim Vortragen vor der Klasse.
12. Ihre eigene Einschätzung und Beobachtung trainieren durch das Ausfüllen eines Assessmentinstruments.

Psychomotorische Lehrziele:

13. Durch das Video verschiedene Techniken von passiven und aktiven Bewegungen abschauen und versuchen umzusetzen.

Beim nächsten Punkt wird anhand der pädagogisch-didaktischen Begründungen die Lerneinheit mithilfe der AVIVA – Lernphasen unterteilt.

6. Pädagogisch-didaktische Begründungen

In diesem Abschnitt wird aufgezeigt, wie der methodische Aufbau und die formulierten Lernziele der Unterrichtseinheit erreicht werden. Bei meiner Unterrichtseinheit habe ich die AVIVA – Lernphasen angewendet, wobei AVIVA die Abkürzung der einzelnen Phasen im Verlauf des Unterrichts kennzeichnet (Städeli, 2010, 20).

Beim ersten Schritt, bei dem das „Ankommen und einstimmen" im Vordergrund steht, wird die Bereitschaft der Lernenden vorausgesetzt, sich auf Neues einzulassen (Städeli, 2010, 20). Dies wird durch ein gelenktes Gespräch im Plenum erreicht, indem die Lernenden die Möglichkeit haben über Erfahrungen aus der Praxis und ihrem Alltag zu berichten. Diese Erfahrungen werden an der Tafel schriftlich festgehalten. Der Lehrende versucht einen Zusammenhang zu den vorangegangen Unterrichtsstunden zum Thema Mobilität und Bewegung und die Gefahr der Kontrakturentstehung hinzuweisen und diese mit Beispielen aus der Berufspraxis und dem Alltag zu untermalen. Dadurch wird das Vorwissen der Lernenden aktiviert.

Im Anschluss wird mithilfe eines Fallbeispiels die Informationsphase eingeläutet, mit der die Lernenden die Definition und die Risikofaktoren der Kontrakturen erarbeiten können. Es werden Bilder von den verschiedenen Kontrakturarten gezeigt und der Lehrende gibt Beispiele und steht für Fragen zur Verfügung. In Gruppenarbeit dürfen die Lernenden anschließend verschiedene Erkrankungen erarbeiten, welche vom Lehrenden im Gruppenauftrag vorgegeben sind. Das Buch und das Internet dürfen zur Recherche verwendet werden.

In der Verarbeitungsphase werden die Ergebnisse der Gruppenarbeit den anderen MitschülerInnen erläutert und vom Lehrenden ergänzt. Als Ergebnissicherung dienen Handouts, welche der Lehrende von jeder Gruppe kopiert, damit alle SchülerInnen dieselben Ergebnisse verschriftlicht haben.

Nach den Präsentationen der einzelnen Erkrankungen wird das Assessment zur Mobilisation „EboMo" eingeführt und erklärt, worum es sich dabei handelt. In einem erweiterten Fallbeispiel können die SchülerInnen in Gruppenarbeit dieses ausfüllen und mithilfe des Assessments eine Punktzahl ermitteln, wie hoch die Gefährdung laut des Fallbeispiels ist.

In der abschließenden Auswertungsphase werden die Punktzahlen verglichen und die einzelnen Kriterien zur Beobachtung im Plenum besprochen. Offene Fragen werden geklärt und falls noch Zeit übrigbleibt, wird ein Video zu passiven und aktiven Bewegungsübungen gezeigt und gemeinsam analysiert. Wenn die Zeit schon fortgeschritten sein sollte, wird dieses Video als Einstieg in die nächste Unterrichtseinheit gemeinsam angeschaut.

7. Unterrichtsverlaufsplanung: (Vgl. Hoffmann 2020. 51)

Zeit	Phase/Inhalt	Sozialform	Lernziele	Methode	Medien	Ergebnissicherung
9.35 – 9.40 Uhr	**Ankommen und einstimmen,** Begrüßung der Klasse und mündliche Wiederholung der letzten Unterrichtsstunde	Plenum	8	Gelenktes Gespräch		
9.40 – 9.50 Uhr	**Vorwissen aktivieren,** Erfahrungen austauschen zum Thema und sammeln, Zusammenhang zur Mobilität herstellen	Plenum	8, 9	Gelenktes Gespräch	Tafel	Tafelanschrieb
9.50 - 10.00 Uhr	**Informationsphase,** Gemeinsames Lesen des Fallbeispiels, Erarbeitung der Definition und der Risikofaktoren einer Kontraktur	Plenum, Einzelarbeit	1, 2, 5	Fall-beispiel	Arbeits-blatt, Elmo, Buch	Markieren der Risikofaktoren und

12

Zeit	Inhalt	Sozialform		Methode	Material	Bemerkungen
	Unterschied Beuge- und Streckkontraktur mithilfe der Bilder erklären, Ursachen bearbeiten und Merksatz notieren				Buch, Arbeits-blatt	schriftlich auf AB ergänzen, besprechen
10.00 – 10.10 Uhr	**Verarbeitungs-phase,** Vorgegebene Krankheiten in der jeweiligen Gruppe bearbeiten und Handout erstellen	Plenum, Einzelarbeit	3, 4, 5	Lehrervor-trag, Lücken-text	Buch, Internet	Lückentext besprechen und Merksatz diktieren
10.10 – 10.30 Uhr	Ergebnisse den anderen Gruppen präsentieren, je Gruppe 5 Minuten	Gruppenarbeit	4, 10	Recherche		
	Erweiterung des Fallbeispiels lesen lassen, Assessment erklären			Schülervortrag	Doku-menten-kamera	Kriterien der einzelnen Krankheiten vorgeben, damit das Richtige und nicht zu viel recherchiert

Zeit	Aktivität	Sozialform	Nr.	Material	Arbeitsblatt / Assessment	Anmerkung
10.30 – 10.50 Uhr	Ausfüllen des EboMo anhand des Fallbeispiels und anschließende Besprechung der Ergebnisse und Kriterien	Präsentation	11	Fall-beispiel, Lehrervor-trag	Arbeits-blatt	wird, Handout für alle erstellen
10.50 – 10.55 Uhr	Video zu passiven und aktiven Bewegungsübungen anschauen und bewerten	Plenum	6	Fall-beispiel, Lehrervor-trag	Assess-ment	Lehrende ergänzt fehlende Informationen und geht auf offene Fragen ein Erläuterung durch Lehrervortrag
10.55 – 11.05 Uhr		Partnerarbeit, Plenum	6, 12	Video	Arbeits-blatt	
Zeitpuffer zehn Minuten		Plenum	7, 13			Punktzahl gemeinsam besprechen und Kriterien der Beobachtung und Assessment erläutern

Gemeinsam anschauen und anschließend besprechen, offene Fragen beantworten

Quellenverzeichnis

Döring, Sandra. 2010. „Formulierung von Lernzielen Didaktische Handreichung". Sächsisches E-competence Zertifikat.

Dr. Schneider, Thomas. 2021. „Der Spitzfuß: Symptome, Ursachen und Therapie". https://gelenk-klinik.de/fuss/spitzfuss.html (letzter Zugriff: 19.02.2022).

Hoffmann, Bernhard. 2020. „Der Unterrichtsentwurf". 2. Erweiterte und überarbeitete Auflage. Schneider Verlag Hohengehren.

Kamphausen, Ulrich. 2009. „Prophylaxen in der Pflege, 5., aktualisierte Auflage". Kohlhammer Verlag Stuttgart.

Klinikum Stuttgart, o.J. „Infantile Zerebralparese". https://www.klinikum-stuttgart.de/kliniken-institute-zentren/orthopaedische-klinik/klinische-schwerpunkte/neuroorthopaedie/infantile-cerebralparese-icp (letzter Zugriff: 17.02.2022).

Medlexi, 2021. „Volkmann-Kontraktur". https://medlexi.de/Volkmann-Kontraktur (letzter Zugriff: 18.02.2022).

Orthinform, 2019. „Morbus Dupuytren – wenn die Hand die Fassung verliert". https://orthinform.de/patienteninformationen/morbus-dupuytren-wenn-die-hand-die-fassung-verliert (letzter Zugriff: 20.02.2022).

Städeli, Christoph. 2010. „Die fünf Säulen der guten Unterrichtsvorbereitung". Folio 2010 (6): 20-23.

Thieme, Georg. 2020. „I care Pflege, 2. Auflage". Thieme Verlag Stuttgart.

„Frau B. ist gestürzt"

Auszubildende D. erzählt:

„Frau B. ist 92 Jahre alt und kann sich nur sehr selten in einzelnen kurzen Sätzen äußern. Sie leidet an einer fortgeschrittenen Alzheimer-Demenz und hatte vor einem Jahr einen Apoplex (Schlaganfall). Sie lebt mit fünf weiteren Bewohnerinnen in einer Wohngemeinschaft. Da sie immer wieder mal unter Unruhe leidet, hat ihr Hausarzt ein Neuroleptikum (Melperon) verordnet.

Vor zwei Monaten hatte sie unterhalb des Steißbeines in der Gesäßfalte eine kleine, leicht blutende Stelle, die mit einem Wundverband versorgt wurde. Daraufhin ordnete der zuständige Arzt eine Wechseldruckmatratze an.
Eine Woche später kam eine Frau von der Spezialmatratzenfirma und brachte die bestellte Auflage. Sie legte sie auf die Schaumstoffmatratze von Frau B., wodurch das Bett etwa 12 cm höher wurde. Ich war entsetzt, dass die zarte Frau B. nur 135 cm groß ist.
Ich teilte meinen Kolleginnen meine Bedenken wegen der Höhe mit, aber sie zuckten nur mit den Schultern.
Zwei Tage später kam ich zum Dienst und was war geschehen? Frau B. war in der Nacht aus dem Bett gestürzt. Im Krankenhaus mussten das gebrochene Handgelenk und eine Platzwunde am Kopf versorgt werden, wodurch Frau B. in ihrer Bewegung auf Dauer stark eingeschränkt ist und sie über längere Zeit in einer Position liegen bleiben muss.
Frau B. hat das Kopfteil gerne oben, um besser sehen zu können.

1. Risikofaktoren einer Kontraktur

Aufgabe 1.1
Markieren Sie aus dem Fallbeispiel alle Risikofaktoren von Frau B. zur Entstehung einer Kontraktur.   Zeit: **5 min**

Schreiben Sie aus ihrem Buch „ICare Pflege, 2. Auflage" auf Seite 423 weitere Risikofaktoren auf, die die von Frau B. ergänzen. Lesen Sie dazu den Text „Falsche Positionierung" auf Seite 423.   Zeit: **10 min**

2. Definition Kontraktur:

Markieren Sie die wichtigen Begriffe der Definition!   Zeit: 5 min

Als Kontraktur (lat. contrahere = zusammenziehen) bezeichnet man eine Funktions- und Bewegungseinschränkung bzw. „Versteifung" eines Gelenks, eine dauerhafte Verkürzung von Sehnen u. Muskeln, die Gelenkpfanne und Gelenkkugel können miteinander vollständig verwachsen, was zu starken Einschränkungen in der Beweglichkeit führt, so dass Bewegungen nicht mehr möglich sind. Kontrakturen sind zumeist von Dauer und können nur sehr schwer und nur in ganz wenigen Fällen wieder zurückgebildet werden. Sie können bis hin zur vollständigen Versteifung führen.

3. Kontraktur Arten

3.1 Beugekontraktur:
Das Gelenk ist in seiner Beugestellung fixiert. Typisch bei Fingern und Zehen. Häufig ist der Spitzfuß.
3.2 Streckkontraktur:
Durch die Verkürzung der Muskeln und Sehnen ist keine Beugung mehr möglich.

4. Ursachen

Kontrakturen entstehen, wenn Menschen über längere Zeit in einer Position _____ oder _____ und dabei die Funktionsstellung der Gelenke ignoriert wird. Menschen auf _____ sind häufig von Kontrakturen in den _____ und _____ betroffen.
Freiheitsentziehende Maßnahmen (FEM) können ebenfalls Kontrakturen verursachen. Eine andere Ursache für Kontrakturen ist eine falsche oder fehlende Positionierung, bei der die individuelle _____ unter Hohlräumen wie dem unteren Rücken, dem Nacken, der Kniekehle oder dem _____ nicht beachtet wird.

Begriffe zum Eintragen: Zeit: 5 min

Fußgelenk, Schultern, liegen, sitzen, Intensivstationen, Unterstützungsfläche, Ellbogen

Merke:

Arbeitsauftrag:

1. **Bilden Sie vier Gruppen und informieren Sie sich in Ihrer Gruppe über die verschiedenen Ursachen.**

2. Anschließend stellt jede Gruppe eine Ursache und die genaue Bedeutung der Begriffe/Erkrankung der Klasse vor.

3. Erstellen Sie ein Handout mit den wichtigsten Informationen zur jeweiligen Erkrankung.

Zur Informationsbeschaffung steht Ihnen ihr Buch und das Internet zur Verfügung. Zum Präsentieren dürfen Sie den Elmo verwenden.
Viel Spaß beim Recherchieren   Zeit: 20 min

5. Ursachen verschiedener Kontrakturen

5.1 Der Spitzfuß – Gruppe 1

Entstehung:

Behandlung:

5.2 Die infantile Zerebralparese – Gruppe 2

Definition:

Ursache:

Symptome:

Behandlung:

5.3 Morbus Dupuytren – Gruppe 3

Entstehung:

Ursache:

Symptome:

Behandlung:

5.4 Die Volkmann-Kontraktur – Gruppe 4

Definition:

Ursache:

Symptome:

Therapie:

6. Kontrakturrisiko einschätzen und erkennen

6.1 Lesen Sie den Abschnitt 17.8.3 in Ihrem ICare Buch auf Seite 424.

6.2 Notieren Sie alle wichtigen Beobachtungen einer Pflegekraft zur Einschätzung einer Kontraktur heraus.

6.3 Lesen Sie das Fallbeispiel „Mobilität" und ermitteln Sie anschließend mithilfe des Mobilitätsassessments „EboMo" das Risiko von Frau Müller und schätzen Sie dieses anhand der Punkte ein.

Zeit: 10min

Beobachtungen:

Fallbeispiel: „Mobilität"

Frau Müller ist 90 Jahre alt und benötigt verschiedene Hilfe bei der Mobilität. Beim Umlagern im Bett stellt Sie ihre Beine auf und benötigt Unterstützung beim Drehen vom Pflegepersonal. Mithilfe ihres Triangelhaltegriffes kann sie sich in Sitzposition aufrichten. In Ihrem Rollstuhl kann Sie aufrecht sitzen, ohne dass Sie ihren Rumpf anlehnt. Beim hinstehen muss Sie sich am Waschbecken oder sonstigen Haltegriffen festhalten, damit Sie nicht das Gleichgewicht verliert. Mithilfe von zwei Pflegekräften kann Sie auch ein paar Schritte gehen, nur das Treppensteigen klappt überhaupt nicht mehr. Innerhalb und außerhalb der Einrichtung benötigt Sie immer jemanden der Sie im Rollstuhl schiebt, da Sie für eine selbständige Fortbewegung keine Kraft mehr in den Armen hat.

Video zur Kontrakturenprophylaxe:

Die AOK informiert: Umgang mit Kontrakturen bei Pflegebedürftigen – YouTube

Erfassungsbogen „Mobilität" (EBoMo)	Name des Bewohners:_____WG:_____
	Datum:_____ Handzeichen:_____

Bemerkungen:	selbständig	mit Hilfsmittel	mit Personenhilfe	komplett unselbständig	Handlungsbedarf
A1: POSITIONSWECHSEL IM BETT					
A1.1 Dreht sich im Bett von einer Seite zur anderen	4	3	2	1	
A1.2 Stellt die Beine auf	4	3	2	1	
GESAMT A1.1-A1.2					
A2: TRANSFER					
A2.1 Begibt sich von der Rückenlage im Bett in die Sitzposition	4	3	2	1	
A2.2 Verlagert in der sitzenden Position das Gleichgewicht zum Stehen	4	3	2	1	
A2.3 Richtet den Oberkörper auf	4	3	2	1	
GESAMT A2.1-A2.3					
A3: SITZEN IM STUHL					
A3.1 Sitzt frei (Rumpfkontrolle)	4	3	2	1	
A3.2 Sitzt frei (Rumpfkontrolle) für_____Minuten (falls nicht möglich 0 eintragen)	4	3	2	1	
GESAMT A3.1-A3.2					
A4: STEHEN/ GEHEN/ TREPPEN STEIGEN					
A4.1 Hält beim Stehen das Gleichgewicht	4	3	2	1	
A4.2 Steht____Sekunden (falls nicht möglich 0 eintragen)	4	3	2	1	
A4.3 Hält beim Gehen das Gleichgewicht	4	3	2	1	
A4.4 Geht auf der Ebene_m (falls nicht möglich 0 eintragen)	4	3	2	1	
A4.5 Steigt Treppen	4	3	2	1	
GESAMT A4.1-A4.5					
A5: BEWEGUNG INNERHALB/ AUßERHALB DER EINRICHTUNG					
A5.1 Bewegt sich innerhalb der Einrichtung	4	3	2	1	
A5.2 Bewegt sich außerhalb der Einrichtung	4	3	2	1	
GESAMT A5.1-A5.2					
GESAMTPUNKTE A1 – A5					

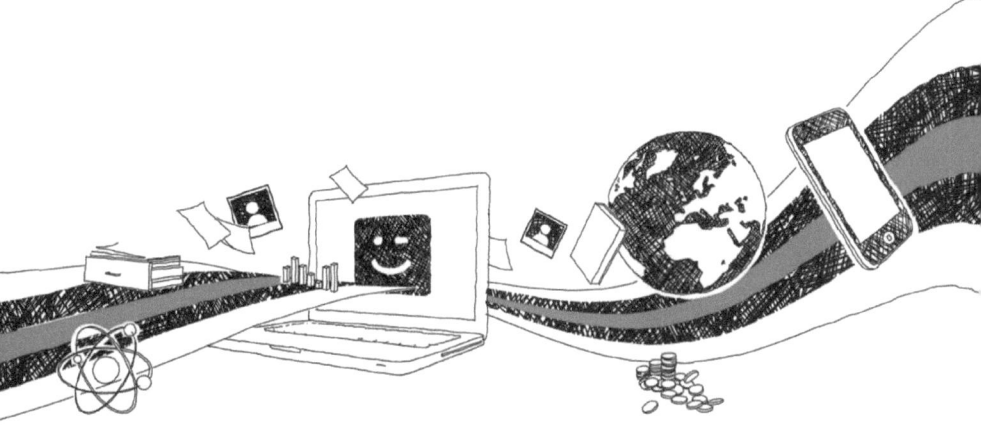
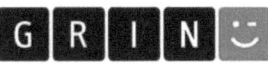